闲话介入医学丛书

主　审：陈星荣　丁　乙
总主编：朱晓黎

肿瘤
介入治疗

主编　李　智　沈　健

U0395656

苏州大学出版社
Soochow University Press

图书在版编目（CIP）数据

肿瘤介入治疗 / 李智，沈健主编. -- 苏州：苏州
大学出版社，2023.9
（闲话介入医学丛书 / 朱晓黎总主编）
ISBN 978-7-5672-4537-2

Ⅰ. ①肿…　Ⅱ. ①李… ②沈…　Ⅲ. ①肿瘤-介入性
治疗　Ⅳ. ①R730.5
中国国家版本馆 CIP 数据核字（2023）第 168771 号

书　　　名：**肿瘤介入治疗**
ZHONGLIU JIERU ZHILIAO
主　　编：李　智　沈　健
责任编辑：顾　清
助理编辑：张亚丽
策　　划：孙茂民
装帧设计：吴　钰
图画制作：和安天下（苏州）
出版发行：苏州大学出版社（Soochow University Press）
社　　址：苏州市十梓街 1 号　邮编：215006
印　　刷：苏州工业园区美柯乐制版印务有限责任公司
邮购热线：0512-67480030
销售热线：0512-67481020
开　　本：787 mm×1 360 mm　1/24　印张：4　字数：61 千
版　　次：2023 年 9 月第 1 版
印　　次：2023 年 9 月第 1 次印刷
书　　号：ISBN 978-7-5672-4537-2
定　　价：25.00 元

　　提起介入手术，相信很多人都不太清楚具体是指什么，手术是怎么做的，哪些疾病需要做介入手术。甚至不少其他专科的医生对其也是一知半解。介入医学最早出现于欧美，传入国内已有近半个世纪。介入手术如今已在全国二、三级医院广泛使用，成为现代医院中不可或缺的技术。

　　作为一名从事介入工作 40 余年的医生，我亲眼见证了我国介入医学从无到有、从有到强的不凡历程。当下介入医学发展方兴未艾，但介入医学知识普及工作却相对滞后。在这个信息爆炸的时代，向大众普及介入医学知识显得尤为迫切。这套介入医学丛书恰好给大家提供了全面认识、了解介入医学的机会，使大家能够深入了解介入医生的日常工作。

　　国内医学科普书籍很多，但有关介入医学的书籍少之又少。这套丛书全面介绍了介入医学的起源和在国内逐步发展的历程。难能可贵的是，作者将患者接受介入治疗的真实案例娓娓道来，生动形象。作者在讲故事的同时，又用简单通俗的语言把专业问题描述得面面俱到。介入医学治疗范围几乎涵盖人体各个部分，这套丛书分别从缺血性脑血管疾病介入、出血性脑血管疾病介入、胸腹部疾病介入、血管疾病介入、肿瘤介入等方面讲解了介入手术的治疗过程，能使读者更好地认识一种新的治疗方法。当然，治疗固然重要，术后护理也必不可少。丛书还专设一册详细介绍了介入治疗围手术期的护理细节，从患者的角度去讲解整个介入治疗过程中的护理知识。由此可知，这不仅仅是一套介入专业知识科普图书，也是一套介入术后康复指导手册。

本套丛书既有专业知识的介绍，又有真实病例的展示，图文并茂，深入浅出，通俗易懂。丛书的编委中既有介入科的资深专家，又有青年才俊，其中还有本人的老友和弟子，在编撰本套丛书的过程中，他们都倾注了大量的心血和热情。希望这套介入医学丛书，能让大众更好地了解介入医学，从而使介入治疗更好地惠及大众。

中国科学院院士

中国医学科学院学部委员

滕皋军

2023 年 7 月于南京

日常生活中，常常有朋友问我："介入医学科是什么科室？主要治疗什么病？"作为一名从医 30 多年的医生，每每面对类似的问题，我只能耐心地用对方能够理解的话语介绍我们的科室究竟是干什么的，怎么治病救人，能治哪些病，等等。就普通百姓而言，到医院看病除了知道看内、外、妇、儿科外，知道自己不舒服又能准确地找到解决自己疾病的专科门诊的人，确实是少之又少。记得有一次在医院里遇到一位药剂科的主任，看他步履蹒跚地从泌尿科病房走出来，我便问他怎么回事，他说前几天做了肾囊肿的手术。我深感遗憾地对他说："你怎么不来我们介入科做个微创穿刺引流硬化治疗呢？只要在医院住一天，且比外科手术恢复得快多了。"他十分惊讶地说："这个你们介入科也能处理？为什么不宣传宣传呢？"可见，即便是医院同行，很多同事都不十分清楚我们介入科究竟能做什么样的手术。

如今，蓬勃发展的介入医学不仅能解决其他临床学科不能解决的许多疑难杂症，更重要的是，作为一门微创治疗学科，介入医学还能通过最小的创伤治疗众多的疾病，但这些专业性极强的医疗信息往往不能为众多病友所获悉。"酒香也怕巷子深"，即使已经有了第一位介入医学中国科学院院士——滕皋军院士，但我们仍然面临如何向更多的适合介入治疗的病友们普及介入医学知识及帮助他们进行专业治疗的问题。

因此，我们撰写这套"闲话介入医学丛书"，希望更多的普通百姓和医学界同行了解介入医学，了解"专业人干哪些专业事"，也为介入医学能更好地为中国的医疗健康事业高质量发展添砖加瓦。

2023 年 7 月于苏州

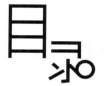

三、肝癌

四、其他肿瘤

一、概　述

肿瘤介入治疗的原理是什么？

介入医学中针对肿瘤本身的治疗有三项技术，分别是经导管动脉化疗栓塞术（TACE）、局部消融术、碘 -125 粒子植入术。它们一般用于实体瘤的治疗，如肝癌、肺癌、肾癌、骨与软组织肿瘤等。除了针对肿瘤本身，介入医学还可针对肿瘤并发症进行治疗，其方法包罗万象，多归为非血管介入。

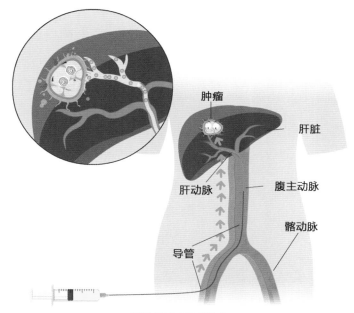

肝动脉化疗栓塞术

（1）TACE：该技术是先在人体的股动脉或桡动脉内置入导管鞘，然后在 X 线的监视下，将导管经导管鞘插至肿瘤的供血动脉，通过导管灌注化疗药物，并用栓塞材料阻断肿瘤的血供。这项技术可显著增加肿瘤局部化疗药物的浓度，可对肿瘤造成较大程度的杀伤，并阻断其获得氧和营养的通道，使肿瘤细胞失去生长的原料，俗称"饿死肿瘤"或"毒死肿瘤"。

（2）局部消融术：肿瘤的局部消融术是指在计算机断层扫描术（CT）或超声等影像技术的引导下，将穿刺针刺入病灶，通过物理加热或冷冻等特殊技术达到局部毁损肿瘤的方法。最常用的局部消融术是微波消融、射频消融，它们通过高温杀灭肿瘤，也称热消融。热消融的原理类似微波炉加热食物，通过 1 根在肿瘤内部的消融针的加热，短时间内就可以将肿瘤加热至 60 ～ 100 ℃，从而杀死肿瘤细胞。另一种较常用的局部消融术是冷冻消融，也称氩氦刀，它通过冷冻的方法杀灭肿瘤细胞。该技术通过将冷冻针插入病灶，利用氩气和氦气使肿瘤内部温度迅速下降到约 −170 ℃，再迅速复温到约 20 ℃，如此反复 2 ～ 3 次，肿瘤细胞经过数次快速收缩和快速膨胀，最终爆裂而亡。此外，还有经皮无水乙醇消融术，它属于化学性消融，通过无水乙醇使肿瘤细胞快速脱水，蛋白质凝固变性，从而导致肿瘤细胞坏死，一般适用于比较小的肿瘤病灶。还有一种更先进的消融技术，叫作不可逆电穿孔消融术，也称纳米刀消融，它将穿刺针刺入肿瘤病灶，通过释放高电压使肿瘤细胞出现大量纳米级的穿孔，"千疮百孔"的肿瘤细胞的内环境因穿孔失去平衡，从而迅速凋亡。该技术不会造成肿瘤内部温度的变化，对周围组织的损害小。

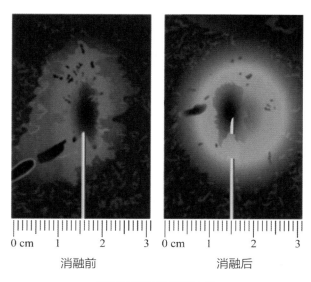

| 消融前 | 消融后 |

猪肝热消融前后对比图

（3）碘-125粒子植入术：这是近距离内放疗的一种方法。该方法通过介入穿刺，将直径 0.8 mm、长 4.5 mm 的碘-125粒子植入肿瘤内，间隔 0.5 ~ 1 cm 均匀分布，该粒子释放的是 γ 射线，有效杀伤半径为 1.7 cm，半衰期约 60 天。由于能量是从内向外衰减的，因此肿瘤局部剂量高，而对周围组织影响不大。另外，植入肿瘤内的碘-125粒子，就像一群打入"敌人"内部的"特种兵"，通过持续释放短距离的射线发挥作用，可以杀灭处于不同分裂周期的肿瘤细胞，因此对所有实体瘤普遍敏感。虽然碘 -125 粒子的有效射程很短，但需要注意的是，接受碘 -125 粒子植入的患者需要穿戴铅衣遮挡粒子植入部位，尽可能减少对周围人群的辐射。一般来说，间隔 1 m 以上基本是安全的。

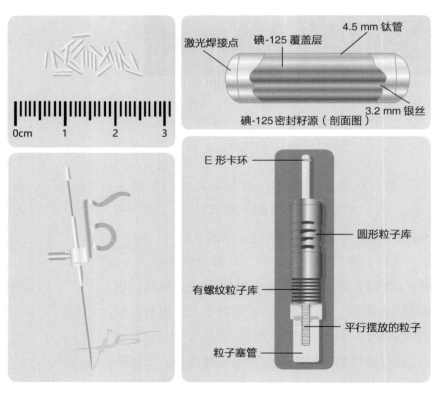

碘 -125 粒子及其植入装置

肿瘤介入治疗的目的是什么？

肿瘤介入治疗的概念外延非常广泛。新版的肿瘤学教材已将肿瘤介入治疗单列一章，可见其重要性。总的来说，肿瘤介入治疗可分为旨在杀灭肿瘤本身的"对病治疗"和旨在缓解肿瘤相关症状的"对症治疗"。

对病治疗，如同中医中的"治本"，其方法包括针对肿瘤局部的动脉栓塞、动脉灌注化疗、局部消融、碘-125 粒子植入等。

对症治疗，如同中医中的"治标"，主要作用是缓解肿瘤压迫邻近脏器或血管（如气管、食管、胆管、肠道、尿道、上腔静脉等）导致的梗阻，其方法包括球囊扩张、支架植入、置管引流。例如，如果肺部肿瘤压迫了气管，会导致气管狭窄，使患者呼吸困难，严重时吸氧也缓

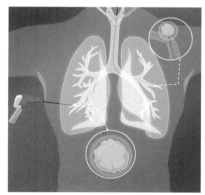

肺癌消融（治本）

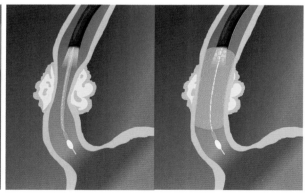

食管癌支架植入（治标）

解不了症状，在这种情况下，可以通过介入的方法在受压的气管处植入支架，依靠支架的自膨性撑开狭窄的气管，使空气又可以通畅地进入患者肺部，能迅速缓解患者呼吸困难的问题，具有"立竿见影"的效果。此外，还有针对肿瘤相关出血和癌痛的介入治疗，也属对症治疗。

总之，肿瘤介入治疗不仅能消灭病灶，还能改善症状，使患者在生存时间和生活质量上都获益。

肿瘤介入治疗的主要适用范围有哪些?

　　肿瘤介入治疗的适用范围包罗万象，既适用于实体瘤，又适用于空腔脏器肿瘤，甚至一些良性的肿瘤样疾病也可以介入治疗。表 1 列出了常用介入技术的不同方法在肿瘤介入治疗中的主要适用范围。

表 1　肿瘤介入治疗的常用技术和适用范围

常用技术	适用范围
TACE	中、晚期肝癌的首选治疗
射频消融、微波消融	早期肝癌的一线治疗，效果可与外科手术媲美。对于肺小结节、肾癌、肾上腺肿瘤以及肺及骨骼的寡转移瘤也有很好的治疗效果
碘 -125 粒子植入	实体瘤的姑息治疗，也可与支架或引流管结合用于胆管，与消化道支架结合用于食管、门静脉等恶性梗阻的治疗
胆管引流及支架植入术	胰腺癌、肝门部胆管癌、十二指肠肿瘤、肝癌、腹腔淋巴结转移等引起的恶性胆管梗阻的治疗
食管支架植入术	肺癌、食管癌等导致的食管狭窄或瘘的治疗
气管支架植入术	各种原因导致的气管恶性狭窄以及部分食管良性狭窄的治疗
肾造瘘	输尿管良、恶性梗阻的治疗

一、概述

常用技术	适用范围
胃造瘘	食管良、恶性肿瘤导致的狭窄伴进食困难以及吞咽功能紊乱等的治疗
上腔静脉支架植入术	恶性肿瘤导致的上腔静脉狭窄的治疗
输液港植入术	各种肿瘤化疗的静脉输液通道
经皮穿刺活检术	肝、肺、肾、骨、淋巴结、软组织等占位的诊断
子宫动脉栓塞术	产后出血、瘢痕妊娠、有症状的子宫肌瘤、子宫腺肌病、伴有出血或分期较晚的宫颈癌的治疗
前列腺动脉栓塞术	良性前列腺增生、前列腺癌等的治疗

　　肿瘤介入是当前发展最快的临床专业之一，因此它的适用范围仍在不断发展和完善。随着介入医学微创、高效等价值的开发，越来越多的肿瘤性疾病可以得到更好的治疗。

肿瘤介入治疗

什么是经导管动脉灌注术及经导管栓塞术?

经导管动脉灌注术（TAI）是指在数字减影血管造影（DSA）机的监视下，经过股动脉（大腿根部）或桡动脉（手腕）入路，将特制的导管插至肿瘤的供血动脉，通过导管持续缓慢地灌注化疗药物的方法。该方法既可以极大地提高抗肿瘤药物的局部浓度，提高杀伤肿瘤的效力；又可以降低化疗药物的总剂量，从而减少全身不良反应。

经导管动脉栓塞术（TAE）是指在 DSA 机的监视下，通过超选择的技术将导管插至肿瘤的供血动脉，用各种栓塞材料封堵血管，阻滞血液流向远端的方法。堵塞血管可以达到止血的目的，因此该方法可用于出血性疾病的治疗，如产后出血、大咯血、骨盆骨折出血等。堵塞血管，切断血供，可以达到缩小肌瘤或前列腺的效果，因此该方法也可用于良性肿瘤或肿瘤样疾病的治疗，如子宫肌瘤、前列腺增生等。

经导管动脉栓塞术通常与灌注化疗结合，

称为经导管动脉化疗栓塞术（TACE），该方法一方面阻断肿瘤血管，发挥"饿死肿瘤"的作用；另一方面灌注化疗药物，发挥"毒死肿瘤"的作用。常用于动脉血供丰富的实质脏器的恶性肿瘤的治疗，如中晚期肝癌主要采取该方法治疗。

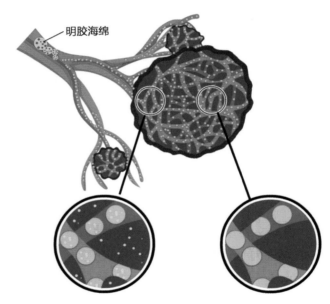

明胶海绵

肝癌动脉化疗栓塞微观示意图

什么是肿瘤消融治疗？

早在 1999 年，世界卫生组织（WHO）就指出，45%的恶性肿瘤是可以根治的，其中外科手术贡献 22%，放疗贡献 18%，化疗贡献 5%。20 多年过去了，除了这"三把斧头"，还有没有新的治疗方法呢？答案是肯定的，局部消融便是其中之一，该治疗方法对较小肿瘤的疗效可以媲美外科手术。

临床上常用的肿瘤消融方法有射频消融、微波消融、冷冻消融、乙醇消融、纳米刀消融（也称不可逆电穿孔）等。下文简单介绍一下它们的原理。

（1）射频消融：将穿刺针刺入病灶，针的尾端连有电极，并接在患者的大腿上，从而在人体、针、机器之间形成回路。机器发射的射频波带动穿刺针周边一定范围（杀伤半径）内的带电粒子产生震动，从而产生高温。当温度达到 53 ℃，肿瘤细胞将发生不可逆损伤，也就是俗话说的"烧死肿瘤"。由于人体是回路的一部分，因此装有心脏起搏器者禁用。术前应摘除项链、耳环、戒指等金属饰品，如装有金属牙、钢板、人工关节等要主动告诉医生。

13

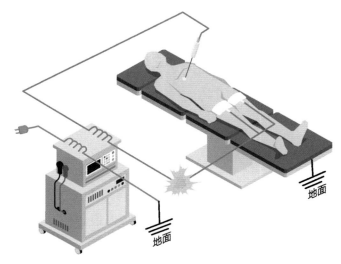

肿瘤射频消融示意图

（2）微波消融：过程类似射频消融，但人体不在回路之内，装有心脏起搏器者也可使用。微波场经穿刺针的辐射器向四周传递，带动周围极性分子旋转摩擦，从而产生高温。微波场的能级大于 900 MHz，远高于射频波的 400 kHz，两者不在一个数量级。如果说微波消融是"猛火快灼"，那么射频消融就是"文火慢炖"。"猛"和"稳"只是特性，并非优劣，使用者要掌握"武器"的特性，在安全性和有效性之间达到平衡。

射频消融和微波消融同属热消融，是目前临床上最普及的"毁瘤利器"。在其发展的历程中，冷循环／水循环是关键的技术革新。微波场和射频波都是由穿刺针传至病灶的，越靠近穿刺针，能量越强，粒子震动产生的温度就越高。但过高的温度并非好事，会使组织碳化，在穿刺针的表面结痂，限制能量向远处传递。冷循环／水循环就是在穿刺针内流动的水，可使穿刺针表面的温度不至于太高。这项功能对工艺的要求较高，穿刺针内既要容纳电极线和流动的水，直径又不能太大，否则对人体的损伤大。目前，穿刺针的直径多为 14 ～ 18 G（1.2 ～ 2 mm）。

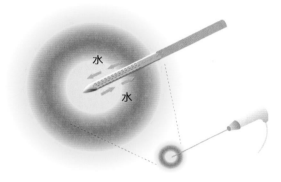

冷循环／水循环示意图

（3）冷冻消融：与热消融相对应，方法是用超低温"冻死肿瘤"，较常用的是氩氦刀。高压氩气通过焦耳－汤姆孙效应产生低温，最低可达 −140 ℃。再通过氦气复温，以拔出穿刺针。低温可使细胞液形成冰晶，改变胞内渗透压，破坏细胞膜和细胞器。理论上，低温导致的肿瘤坏死还可释放抗原，激发机体抗肿瘤免疫。冷冻消融的优点是不痛，还能止痛，其特殊的并发症是冷休克。冷冻消融除了氩氦系统，还有利用液氮、乙醇作为载热工质的系统。靶向刀、康博刀等都属于冷冻消融。

（4）乙醇消融：该方法是在 B 超和 CT 引导下直接将乙醇化学消融剂注入肿瘤中央，使肿瘤细胞及附近血管内皮细胞迅速脱水，蛋白质变性凝固，导致肿瘤细胞坏死或缺血，可有效控制肿瘤。

（5）纳米刀消融：也称不可逆电穿孔。该方法既不是热消融也不是冷冻消融，而是"电"消融，将多根穿刺针平行刺入病灶及其周围，针与针之间形成电流，可打穿细胞膜，使肿瘤细胞出现大量纳米级的穿孔，从而迅速凋亡。由于该方法的作用靶点是细胞膜，并不破坏结缔组织，因而不会对血管、胆管等结构造成损伤，这是其他消融方法不具备的优点。

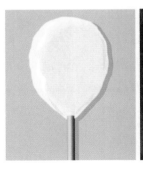

冷冻消融立体实验

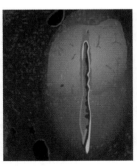

冷冻消融猪肝实验

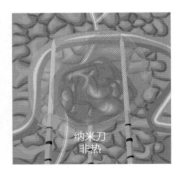

纳米刀消融示意图

放射性粒子可以治疗哪些肿瘤?

　　临床上常用的放射性粒子为碘 -125 粒子。小粒子有大作用，无论实体瘤还是受恶性肿瘤侵犯的空腔脏器，碘 -125 粒子的治疗效果都非常好。具体来说，肝癌、肺癌、肾癌、卵巢癌、骨与软组织肿瘤、胰腺癌、头颈部肿瘤等都可以采用碘 -125 粒子植入治疗。受肿瘤侵犯或压迫的食管、气管、上腔静脉、门静脉、胆管、输尿管等也可采用碘 -125 粒子植入治疗。

　　放射性粒子植入治疗的方法是将碘 -125 粒子结合在支架或引流管上，或单独植入导管内制作成螺旋形"粒子条"，盘旋于血管腔内，达到解除梗阻和治疗肿瘤的作用。

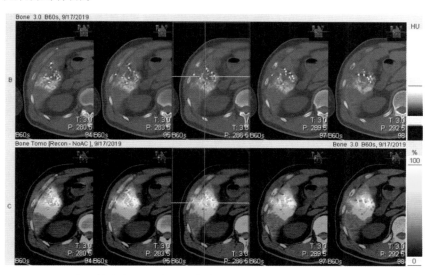

肝内胆管癌紧邻胆囊，化疗栓塞后行碘 -125 粒子植入治疗

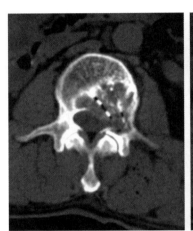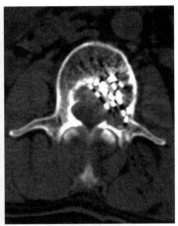

肝癌椎体转移，压迫脊髓，行碘 -125 粒子植入治疗

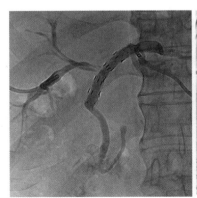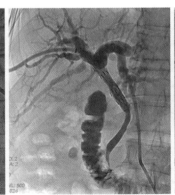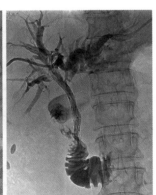

携碘 -125 粒子的胆管支架

7 肿瘤介入治疗后有哪些并发症？

肿瘤介入治疗常常联合栓塞，该治疗是一项常规介入技术，在临床上普遍开展，是非常安全的。但任何医疗干预都会有并发症或不良反应。肿瘤介入治疗的并发症主要分为和介入插管相关的并发症及和药物相关的并发症。肿瘤介入治疗的常见的并发症主要有穿刺点血肿、出血、动静脉瘘、造影剂过敏、造影剂肾病、白细胞和（或）血小板降低、恶心、呕吐、疼痛、乏力、食欲不振等。

肿瘤介入治疗后的并发症种类看似很多，但大部分都是轻微的、一过性的，经过一段时间的对症治疗就会缓解。肿瘤介入治疗后患者需要做的有：① 按照医生和护士的嘱咐，避免术后早期活动，防止穿刺点出血。② 出院后定期到门诊复诊，以便医生及时了解疾病的恢复情况。③ 对症下药，听从主治医生的安排。④ 有任何不适及时向医生和护士反馈，便于进行妥当的处理。

肿瘤消融治疗后有哪些并发症？

肿瘤消融在实体瘤的治疗中应用十分广泛，最常用于肝和肺的原发及转移性肿瘤。消融是临床上十分成熟的技术，并发症的发生率非常低。肿瘤消融虽然大部分情况是安全的，但也难以避免一些并发症。以肝癌消融为例，其主要并发症如下。

（1）疼痛：术中疼痛多呈轻、中度，持续数天至2周。若出现中、重度疼痛，应及时告诉医生。

（2）消融后综合征：是指消融后一过性出现的低热、乏力、全身不适、恶心、呕吐等表现，多呈自限性，其严重程度及持续时间与消融体积大小呈正相关。一般持续2～7天，消融体积较大者可持续2～3周。

（3）胆心反射：手术操作或热能刺激胆系而兴奋迷走神经导致心率减慢、血压下降等，停止操作可恢复正常，必要时可使用药物进行处理。患者需要避免紧张，术前睡个好觉。

（4）穿刺相关损伤：心脏压塞、肝内血肿、肝包膜下出血、腹腔出血、肋间动脉出血等。穿刺相关损伤系严重并发症，医生会注意避免的。如有高血压，术前须口服降压药；若正在服用抗血小板、抗凝药物，一定要告诉医生，术前需要停服。

（5）感染或胆汁瘤：大多无症状，可能有发热，不需要特殊处理。少数患者需要服用抗生素或采取其他治疗。

（6）其他：肿瘤种植、皮肤灼伤、胆管或气管瘘、周围脏器（膈肌、胃肠道、胆囊等）损伤。发生率很低，偶尔会引起不良后果。

什么是静脉输液港？
静脉输液港适用于哪些患者？

静脉输液港也叫完全植入式静脉通路装置，顾名思义，就是把输液装置完全埋在皮下，与传统的手上的留置针、腿上的深静脉导管或肘部的经外周中心静脉导管（PICC）的不同之处在于其没有外露的导管。静脉输液港主要由两部分组成，即港体和导管。港体一般埋于胸壁皮肤下，导管一般通过穿刺颈内静脉或锁骨下静脉置入上腔静脉内。导管和港体通过皮下隧道连在一起，这样导管和港体均在皮下和血管内。需要输液的时候，只需要把输液针插进皮下的港体内就可以了，输液

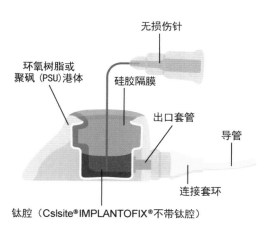

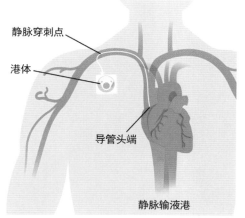

静脉输液港示意图

一、概述

结束后将输液针拔出即可，皮肤只有一个小小的针眼，体表不留置任何输液管路或针头，十分方便。

那么，哪些患者需要植入静脉输液港呢？这得先从静脉输液港的优势和患者的治疗需求来进行介绍。静脉输液港的头端一般位于上腔静脉和右心房入口交界处，此处血管最粗、血流量最大，输入的液体会被快速稀释。因此，一些对外周静脉刺激性很大的药物如化疗药物、高渗营养液就可以通过静脉输液港输入体内，而不对静脉造成损伤。另外，静脉输液港可以在体内放置10年以上，能够满足患者长期输液的需求。因此，静脉输液港主要适用于需要长期静脉化疗的肿瘤患者、无法进食又需要肠外营养的患者以及外周静脉条件差但需要长期输液的患者。

静脉输液港植入后即可用来输液，伤口一般10天左右后愈合拆线，每隔1个月进行1次冲洗维护。平时生活中注意避免拎举重物，背包或乘车时避免挤压港体和导管，洗澡时不要用力揉搓港体处皮肤。一旦发现异常，及时就医。

全球第一例静脉输液港植入手术是 1982 年由 MD 安德森癌症中心的一位外科医生尼德·胡贝尔（Nieder Huber）完成的。关于静脉输液港还有个感人的故事。当时这位医生的妻子身患癌症，需要反复穿刺血管进行化疗，毒性强的化疗药物造成的静脉炎令他的妻子痛苦不堪。于是他便整日冥思苦想有没有一种既安全又方便的输液方式，终于钻研出了静脉输液港这种颠覆传统技术的输液装置。

那么，静脉输液港植入手术是怎么操作的呢？目前主要有两种方式：外科切开和经皮穿刺。随着介入医学的不断发展，越来越多的静脉输液港植入手术采用创伤更小的经皮穿刺方式。下面我们来具体了解一下静脉输液港植入手术的操作过程。

首先，检查一下静脉输液港植入相关的器械，并用生理盐水进行冲洗。

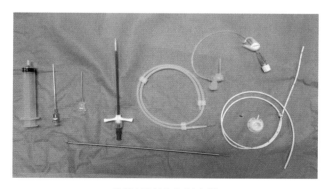

静脉输液港穿刺套件

静脉输液港植入手术是怎么操作的？

一、概述

然后，对穿刺点进行局部麻醉，在超声引导下穿刺颈内静脉或锁骨下静脉，抽到回血后插入导丝，拔除穿刺针，再插入导管鞘，拿掉内芯和导丝，经导管鞘插入导管。

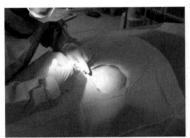
穿刺血管前局部麻醉

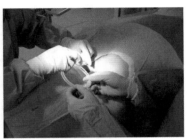
穿刺后成功插入导丝

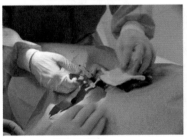
插入导管鞘

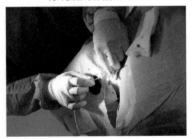
经导管鞘插入导管

导管插入

接着，对胸壁皮肤进行局部麻醉，开一个长 3 cm 左右的切口，分离皮下组织，做成刚好能容纳港体的皮囊。用隧道针从切口上缘的中点开始，打开一条皮下隧道，从皮肤穿刺点出来后，将导管套在隧道针上，经皮下隧道从皮囊上缘拉出。调整好体内导管长度后，剪断多余的导管，将导管与港体连接、固定，回抽、冲洗确认通畅无渗漏。

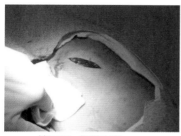

锁骨下一指做皮囊

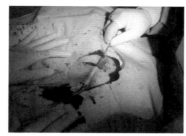

隧道针将导管牵拉至皮囊内

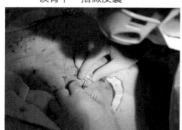

将导管与港体连接

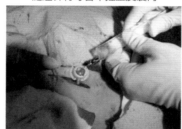

回抽、冲洗确认通畅无渗漏

导管固定

　　最后，将港体放入皮囊内，固定港体底座，缝合皮肤，覆盖无菌纱布，这样静脉输液港植入的手术操作就完成了。患者回到病房后，就可以使用输液港进行输液了。看完了整个手术过程，是不是觉得静脉输液港植入手术很神奇，也很简单。

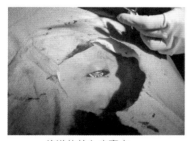

将港体放入皮囊内

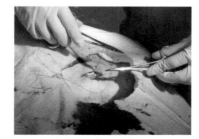

固定港体底座、缝合皮肤

港体固定

二、肺　癌

1 肺癌有哪些介入治疗方法?

肺癌是全世界最常见的肿瘤之一，发病率在男性中排第一位，在女性中排第二位，死亡率均居首位，严重威胁国民生命健康。大家一听到肺癌，想到的可能就是去开刀，把肿瘤切掉。但针对肺癌，也可以采取介入治疗的方式。下面介绍几种肺癌介入治疗的方法。

（1）肿瘤消融：把一根消融针经皮肤插进肺部肿瘤内，然后在肿瘤内部加热，从而"烫死"肿瘤细胞，达到摧毁整个肿瘤的目的。这种方法创伤小，患者痛苦少，不良反应轻，一般只需要半小时左右就可以完成治疗，第二天即可出院。

（2）放射性粒子植入：其过程跟做肺活检类似，只要将穿刺针刺入病灶内就可以植入放射性粒子了，对放射敏感的肿瘤可表现为肿瘤的明显缩小。

（3）TACE：不适合经皮穿刺治疗的患者，还可以采用穿刺大腿处股动脉的方法，将一根导管插到肺部肿瘤的供血动脉内，进行化疗药物灌注，甚至可以用特殊的栓塞材料堵塞动脉，切断肿瘤的营养来源，从而"毒死肿瘤"或"饿死肿瘤"。

肺癌在什么情况下可以介入治疗?

如果肺癌患者的肺功能比较差或有其他原因，耐受不了全麻手术，可以采取消融的方式，有时也能达到根治肿瘤的目的。如果肿瘤太大或有侵犯和转移，可以采取放射性粒子植入、经动脉灌注化疗或栓塞的方式，也能达到控制肿瘤的目的。

肺癌消融治疗适用于哪些患者?

　　不同的消融治疗适用于不同的肺癌患者。针对肺癌的消融治疗一般分为完全性消融和姑息性消融。① 完全性消融：可以使局部肿瘤病灶完全坏死，并有可能达到治愈的效果。适用于最大直径 ≤ 3 cm，且无其他部位转移的患者，以及因高龄、心肺功能较差不能耐受外科手术或拒绝行外科手术的患者。② 姑息性消融：治疗的目的不在于彻底杀灭肿瘤，而在于最大限度地减轻肿瘤负荷、缓解肿瘤引起的症状和改善患者的生活质量。适用于肿瘤最大直径 > 5 cm，伴或不伴远处转移的患者，可以进行多针、多点或多次治疗。对于肿瘤侵犯神经引起的顽固性疼痛，对肿瘤局部进行消融，可达到止痛的效果。

二、肺癌

肺癌消融治疗后有哪些不良反应和并发症?

　　肺癌消融治疗后的不良反应和并发症分两种：一种是穿刺相关并发症，包括气胸、肺内出血、咯血、血胸、心脏压塞、空气栓塞等；另一种是消融相关并发症，包括胸痛、胸膜反应、咳嗽、皮肤灼伤等。这些不良反应和并发症通过积极处理大多可获得缓解，少部分严重者需要严密观察和治疗。

放射性粒子植入治疗是指将具有放射性的碘-125粒子植入肿瘤内部，进行内照射治疗。通常适用于以下情况：① 因心肺功能差或高龄不能耐受外科手术的患者；② 拒绝行外科手术的患者；③ 术后复发不能再次行外科手术的患者；④ 放化疗后肿瘤残留或进展的患者；⑤ 其他抗肿瘤治疗后进展的患者；⑥ 功能状态评分（PS）≤ 2分，预期生存期 ≥ 3个月的患者。

肺癌在什么情况下可以进行放射性粒子植入治疗？

肺癌放射性粒子植入治疗后有哪些不良反应和并发症？

肺癌放射性粒子植入治疗后可能产生一些不良反应和并发症，具体如下。① 气胸：少量气胸、患者无症状时，可继续观察。当肺压缩量超过 30%，患者症状严重时，一般需要置放胸腔闭式引流。② 出血：可表现为肺内出血、咯血或血胸，一般通过止血治疗会自行停止。出血量大时，应迅速补充血容量，必要时行动脉造影明确责任血管，栓塞出血动脉。③ 粒子移位和迁移：粒子在术后可发生移位或迁移，甚至脱落游离至胸腔。④ 感染：可采取针对性抗感染治疗。⑤ 局部放射性肺炎及放射性肺纤维化：不多见。

肺癌在什么情况下可以进行经动脉灌注或栓塞化疗?

　　对于无法进行外科手术或拒绝外科手术及全身化疗的肺癌患者,可酌情采取经支气管动脉灌注或栓塞化疗。其治疗原理基于肺癌的血液供应主要来自支气管动脉,通过插管可进行局部动脉内化疗,提高化疗药物浓度,加强对肿瘤细胞的杀伤作用,并且毒副反应轻。对于肺癌合并咯血的情况,支气管动脉栓塞化疗可达到治疗肿瘤和控制出血的目的。

肺癌经动脉灌注
或栓塞化疗后有
哪些不良反应和
并发症？

肺癌经动脉灌注和栓塞化疗都是通过穿刺大腿股动脉后把导管送到体内的介入治疗方式，因此可能会出现穿刺点相关的不良反应和并发症，如出血、血肿、假性动脉瘤等，大多数症状通过相应处理能缓解。另外，术后还可能出现恶心、呕吐、食欲不振及骨髓抑制等与化疗药物相关的不良反应。栓塞可能会引起局部疼痛、异位栓塞等不良反应和并发症，但发生率较低。

三、肝　癌

1 肝癌是怎么形成的？有哪些临床表现？

　　肝癌的形成相对比较复杂，病因机制尚不完全清楚，目前流行病学已经明确肝癌形成的一些危险因素，包括饮酒、病毒性肝炎、霉变食物、遗传因素等，这些危险因素会使肝细胞发生异常生长，从而导致癌症的发生。在我国，最常见的肝癌危险因素为乙型肝炎病毒和丙型肝炎病毒，特别是乙型肝炎病毒，其感染引起的慢性肝炎可逐步导致肝硬化的形成，继而发展为肝癌。另外，我国大部分肝癌患者都伴有肝硬化，除了上述病毒感染引起的肝硬化，还有很多原因可能导致肝硬化，如非酒精性脂肪性肝炎、胆汁淤积性肝炎等，这些疾病逐步进展均可能导致肝癌。肝癌的发生也与生活饮食习惯密切相关，如酗酒、长期进食霉变食物等，会增加肝癌的发生风险。肝癌有家庭聚集现象，可能与遗传易感性有关。

　　早期肝癌通常无明显症状，部分患者可能出现腹胀、食欲减退、乏力等非特异性表现。随着肿瘤增大使肝包膜张力增大，患者会出现肝区疼痛，多为持续性隐痛或胀痛，夜间和劳累后加重，疼痛部位与肿瘤部位密切相关，如病

三、肝癌

灶位于肝脏右叶，多表现为右上腹疼痛，左肝肿瘤则表现为剑突下疼痛，部分患者会描述为"胃痛"。少部分患者可能会出现低热症状，体温在 38 ℃ 左右，抗生素治疗往往无效。对晚期肝癌患者进行检查可发现肝大、皮肤黄染、腹水、下肢水肿等，随着病情进展，患者体重逐渐下降，呈恶病质表现。

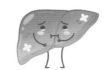

我国肝硬化和肝癌患者中，由慢性乙型肝炎病毒感染引起者占比分别为60%和80%

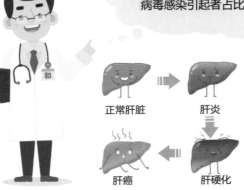

正常肝脏 → 肝炎

肝癌 ← 肝硬化

肝癌"三部曲"是最常见的致病原因
- 乙型肝炎的持续感染导致慢性炎症
- 反复的炎症可发展成为肝硬化
- 肝硬化有极大的可能转变为肝癌

乙型肝炎基础上肝癌发展"三部曲"

肝癌是如何分期的？
不同分期的肝癌是如何治疗的？

肝癌的分期对于治疗方案的选择、预后评估至关重要，国家卫生健康委员会结合具体国情及实践积累，依据患者体力活动状态（PS）、肝肿瘤及肝功能情况，建立了中国肝癌分期方案（CNLC），包括 I a 期、 I b 期、 II a 期、 II b 期、 III a 期、 III b 期、 IV 期，具体分期情况如下。

（1） I a 期：PS 0～2 分，肝功能 Child-Pugh A/B 级，单个肿瘤、直径 ≤ 5 cm，无影像学可见血管癌栓和肝外转移。

（2） I b 期：PS 0～2 分，肝功能 Child-Pugh A/B 级，单个肿瘤、直径 > 5 cm，或 2～3 个肿瘤、最大直径 ≤ 3 cm，无影像学可见血管癌栓和肝外转移。

（3） II a 期：PS 0～2 分，肝功能 Child-Pugh A/B 级，2～3 个肿瘤、最大直径 > 3 cm，无影像学可见血管癌栓和肝外转移。

（4） II b 期：PS 0～2 分，肝功能 Child-Pugh A/B 级，肿瘤数目 ≥ 4 个、肿瘤直径不论，无影像学可见血管癌栓和肝外转移。

（5） III a 期：PS 0～2 分，肝功能 Child-Pugh A/B 级，肿瘤情况不论，有影像学可见血管癌栓而无肝外转移。

（6） III b 期：PS 0～2 分，肝功能 Child-Pugh A/B 级，肿瘤情况不论，有无影像学可见血管癌栓不论，有肝外转移。

（7） IV 期：PS 3～4 分，或肝功能 Child-Pugh C 级，肿瘤情况不论、血管侵犯不论，肝外转移不论。

肝癌的常见治疗方法包括手术切除、肝移植、消融、TACE、放射治疗、系统抗肿瘤治疗等，其中消融治疗、TACE 属于介入治疗。针对不同分期的肝癌选择合理的治疗方法可以使疗效最大化。另外，有序组合的规范化综合疗法治疗肝癌的长期疗效最佳，因此肝癌的治疗需要重视多学科协作（MDT）的诊疗模式。

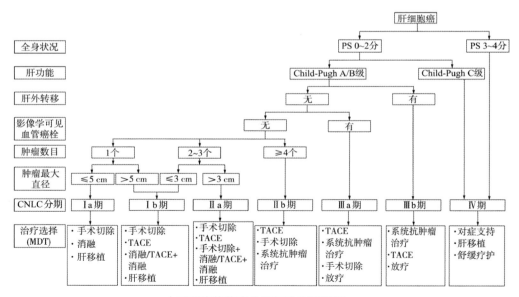

中国肝癌的临床分期与治疗路线图

肝癌介入治疗包括哪些方法？

肝癌介入治疗的方法如下。

（1）局部消融治疗：局部消融治疗是指借助超声或 CT 的引导，对病灶进行靶向定位，局部采用物理或化学的方法直接杀灭肿瘤组织的一类治疗手段。主要包括射频消融（RFA）、微波消融（MWA）、无水乙醇注射（PEI）、冷冻消融（CRA）等，主要适用于 CNLC 中 Ⅰa 期和部分 Ⅰb 期肝癌。① 射频消融，在影像设备引导下将射频针穿刺至病灶内，发射电磁波产生热量对肿瘤细胞造成损伤，达到治愈肿瘤的目的。② 微波消融，微波针穿刺至病灶后，可促进肿瘤组织内极性分子发生高速震荡摩擦生热，使蛋白质变性坏死以达到杀伤肿瘤细胞的目的。与射频消融相比，其消融效率高、消融时间短，利用温度监控系统可调控功率等参数，确定有效热场范围，保护热场周边组织避免热损伤，提高消融安全性。③ 无水乙醇注射，局部注射无水乙醇使肿瘤细胞变性坏死，对于直径 ≤ 2 cm 的肿瘤疗效确切，但对于直径 > 2 cm 的肿瘤局部复发率高于射频消融。无水乙醇注射的优点是安全，特别适用于病灶贴近肝门、胆囊、胃肠道等高危部位的情况。④ 冷冻消融，常用技术是氩氦刀冷冻技术，利用氩气形成的低温短时间内将肿瘤组织冷冻至 −140 ℃ 形成细胞内外冰晶，打破细胞膜内外渗透压平衡致细胞脱水破裂、坏死。其优势在于对周围正常组织损伤较小、可重复操作性强、术后疼痛较轻微、患者耐受性

三、肝癌

较好。

（2）血管内介入治疗。血管内介入治疗通过插管技术将导管置入肝动脉内，通过栓塞肿瘤供血动脉、局部灌注化疗药物的方式，使肿瘤组织坏死，是中晚期肝癌常用的治疗方式。包括经导管肝动脉化疗栓塞、动脉灌注化疗、动脉放射栓塞、放射性粒子植入。① TACE，常规的 TACE 治疗是以碘化油化疗药物乳剂为主，辅以明胶海绵颗粒、空白微球或聚乙烯醇颗粒的栓塞治疗。药物洗脱微球是一种可负载阿霉素、多柔比星、顺铂等抗肿瘤药物的新型栓塞剂，采用这类微球栓塞为主的 TACE 治疗我们称之为载药微球 TACE（DEB-TACE），其有阻断血流并缓慢释放抗肿瘤药物的作用，优点是延长化疗药物作用于病灶的时间，同时减少外周血液循环系统中的药物浓度及毒性作用。② 动脉灌注化疗，指经肿瘤供血动脉灌注化疗药物，包括留置导管行持续灌注化疗，常用化疗药物有蒽环类、铂类和氟尿嘧啶类等，需要根据化疗药物的药代动力学特点设计灌注药物的浓度和时间。

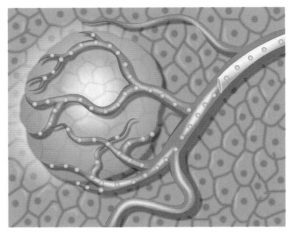

放射微球栓塞模式图

③ 动脉放射栓塞（TARE），将钇 -90 微球通过肝动脉给药到达靶组织，发射高能量 β 射线杀伤肝癌细胞，可用于早期肝癌降级治疗、等待肝移植的过渡治疗和不可切除的中晚期肝癌的治疗。

④ 放射性粒子植入，主要指将带有放射性的碘 -125 粒子植入病变组织内，包括组织间植入、门静脉植入、下腔静脉植入和胆管内植入，分别用于治疗肝内病灶、门静脉瘤栓、下腔静脉癌栓和胆管内癌或癌栓。

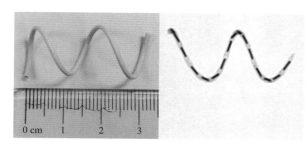

碘 -125 粒子螺旋

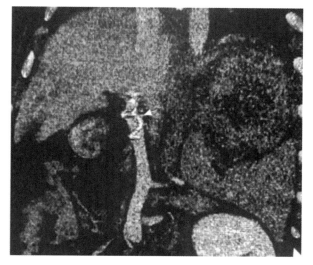

门静脉粒子螺旋系统植入图

早期肝癌除了外科手术可以介入治疗吗?

尽管外科手术被认为是根治肝癌的首选治疗方式，但由于大多数患者合并有不同程度的肝硬化，肝功能存在一定损伤，部分患者不能耐受手术治疗，这类患者可以选择消融治疗。研究表明，对于早期肝癌患者，射频消融治疗的无瘤生存率和总生存率类似或略低于手术切除，且并发症发生率低、住院时间较短。对于单个直径≤2 cm 的肝癌，有证据显示，射频消融的疗效与手术切除类似。对于不能手术切除的直径为 3~7 cm 的单发肿瘤或多发肿瘤，可以采用 TACE 联合消融治疗。另外，有些早期肝癌虽然有手术切除或消融治疗适应证，但由于高龄、肝功能储备不足、肿瘤处于高危部位等原因，患者不能或不愿接受上述治疗方法，可以选择 TACE 治疗，对于血供丰富的小肝癌，进行超选择栓塞后，甚至可以达到根治。

肿瘤介入治疗

肝癌 TACE 术是怎么回事？

由于肝脏中有肝动脉和门静脉双重血供，正常肝脏组织由肝动脉供血 25%，由门静脉供血 75%，而肝癌组织主要由肝动脉供血，可以达到 90% 以上。TACE 疗法是基于肝脏特殊的供血系统，在 DSA 机的引导下，经皮穿刺股动脉（或桡

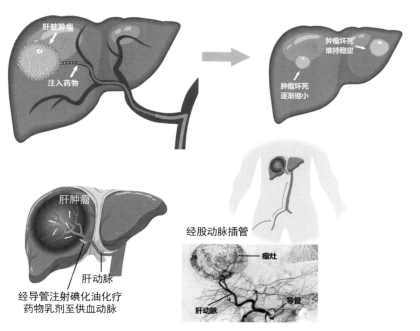

肝癌 TACE 治疗示意图

动脉）途径插管，将导管置入腹腔干或肝总动脉造影，寻找到肿瘤供血动脉，之后使用更细的微导管置入肿瘤供血动脉后，通过微导管注入化疗药物和栓塞剂，阻断肿瘤供血，使肿瘤坏死。

1978年，日本学者山田（Yamada）总结了自己10余年的肝癌血管造影和化疗灌注实践后发现，在对肝癌患者进行选择性血管造影和动脉化疗灌注的插管操作过程中，有时会造成肝动脉的意外栓塞。由于肝脏肿瘤的血供大部分来源于肝动脉，肝动脉栓塞后导致肿瘤血供中断或减少，随后肿瘤发生坏死、缩小，但是患者并未发生任何并发症或不良反应。此偶然事件激发了山田教授的灵感，TACE治疗肝癌患者的想法油然而生。之后，他在治疗多例患各种恶性肿瘤的患者时运用了TACE，并获得了良好疗效，TACE治疗肝癌的想法最终变成现实，并被全世界学者广泛运用到临床实践中。经过30多年的完善和提高，该技术已在全球得到广泛应用，尤其是近年来，TACE技术有了长足的发展。术中类CT的临床应用为TACE术前病情分析及制订切实可行的方案提供了有力的保障，同时也为TACE术后疗效判断和进一步治疗提供了理论指导。

为什么中晚期肝癌常用的治疗方案是 TACE？

肝癌作为我国最常见且恶性程度高的肿瘤之一，手术切除是其最主要的根治方式，但是大多数肝癌患者确诊时已处于中晚期，失去了手术切除的机会，临床上能进行手术切除的肝癌患者只占 20% ~ 30%。对于失去了手术切除机会的肝癌患者，临床上首选的治疗方法是 TACE。另外，从前文肝癌诊疗指南中亦可看出，TACE 适用于 CNLC 分期为Ⅰb ~ Ⅲb 期的肝癌患者，其适应证包括：① 门静脉主干未完全阻塞，或虽完全阻塞但门静脉代偿性侧支血管丰富或通过门静脉支架植入可以恢复门静脉血流的肝癌患者；② 肝动脉 - 门脉静分流造成门静脉高压出血的肝癌患者；③ 具有高危复发因素（包括肿瘤多发、合并肉眼或镜下癌栓、姑息性手术、术后甲胎蛋白等肿瘤标志物未降至正常范围等）的肝癌患者进行手术切除术后，可以采用辅助性 TACE 进行治疗，降低复发率、延长生存时间；④ 初始不可行手术切除术的肝癌患者进行 TACE 治疗，可以实现转化，为手术切除及消融创造机会；⑤ 肝移植等待期桥接治疗者；⑥ 肝癌自发破裂患者。由此可见，TACE 是中晚期肝癌常用的治疗方案。

肝癌进行 TACE
术后有哪些不良
反应和并发症？

TACE 术后最为常见的并发症是栓塞后综合征，可表现为恶心、呕吐、肝区闷痛、发热、乏力等症状，一般经药物对症治疗后均可缓解。其他少见的并发症如下。

（1）上消化道出血：可能系溃疡出血或门静脉高压性出血。前者可予护胃、抑酸、止血药物处理，必要时予胃镜下止血处理；后者可予降低门静脉压力的药物，若出血量大，可行三腔二囊管压迫止血，必要时行介入手术（食管胃底静脉曲张栓塞术或经颈静脉肝内门体分流术）或胃镜下止血治疗。

（2）肝脓肿和胆汁瘤：多发生于肿瘤较大的患者，栓塞后肿瘤组织坏死引起。如出现感染，应给予抗生素治疗，必要时进行穿刺引流。

（3）骨髓抑制：表现为化疗药物所致的白细胞、血小板或全血细胞减少。可用口服或注射升白细胞和血小板的药物，必要时给予输全血。

（4）肝功能损伤：大部分肝癌患者本身存在肝硬化基础，肝脏合成、代谢能力较弱，在TACE 治疗过程中，杀伤肿瘤细胞的同时，不可避免地会损伤部分正常肝组织，术后会有肝损伤的表现。因此，TACE术后加强药物保肝治疗是十分重要的。

（5）异位栓塞：部分患者肿瘤供血动脉与肝静脉之间存在瘘口，栓塞剂通过瘘口可以进入肝静脉、下腔静脉，引起肺动脉栓塞。若体循环与肺循环亦有异常通道，栓塞剂甚至可进入脑组织继而引起脑梗死。如出现异位栓塞，需要临床医生依靠经验，及时发现并积极处理。

肝癌的靶向治疗药物有哪些？

　　肝癌被称为"癌中之王"，因为其恶性程度极高，治疗效果差，手术后复发率高，死亡率高，70%～80% 的肝癌发现时就已经是晚期了。靶向治疗是晚期肝癌的主要治疗方式。靶向治疗可以使药物或其载体能瞄准特定的病变部位，并在目标部位蓄积或释放有效成分，在目标局部形成相对较高的浓度，从而在提高药效的同时抑制毒副作用，减少对正常组织、细胞的伤害。

　　2008 年，索拉非尼的应用开启了肝癌靶向治疗的新篇章。目前，在临床上常用的治疗肝癌的分子靶向药物主要包括多靶点酪氨酸激酶抑制剂、血管内皮生长因子受体（VEGFR）拮抗剂和血管内皮生长因子（VEGF）／VEGFR 单抗。一线靶向治疗药物包括索拉非尼、仑伐替尼、多纳非尼及贝伐珠单抗（联合免疫治疗），二线靶向治疗药物包括瑞戈非尼、阿帕替尼及卡博替尼。

靠向治疗主要在中晚期肝癌患者的治疗中发挥重要作用，可以控制肿瘤生长，延长患者的生存期。对于以下三种情况可以考虑使用靠向治疗：① 肿瘤多发且肿瘤数目≥4个，并且肿瘤没有侵犯肝内及肝外血管，也没有转移到其他器官，不管肿瘤大小，身体状态较好，肝功能基本正常。② 有血管侵犯而无肝外转移，与肿瘤大小及数目没有关系。这种情况主要是指门静脉或者肝静脉出现了癌栓。③ 只要出现了肝外转移，无论肿瘤大小及数目多少，是否有血管侵犯，都可以考虑选择靠向治疗。每个人病情都不同，应该在专科医师的评估及指导下服用靠向治疗药物，每个人的身体状态、肝功能、经济条件也不一样，所以应根据实际情况制订个性化的用药方案。

肝癌在什么情况下可以采用靠向治疗？

10

肝癌靶向治疗有哪些不良反应？

　　肝癌靶向治疗的不良反应包括高血压、腹泻、食欲减退、体重下降、乏力、手足综合征、蛋白尿、肝功能异常、血小板减少、甲状腺功能异常及消化道出血等。其中，手足综合征是肝癌靶向治疗较为常见的不良反应，主要表现为手或足部皮肤出现肿胀、红斑、脱屑、皲裂等，严重时可出现硬结和水疱，同时可伴有手部感觉异常，可考虑使用尿素软膏改善皮肤症状。

11 肝癌的免疫治疗有哪些？

　　肝癌的免疫治疗是指借助免疫治疗激活肿瘤特异性免疫应答，重新激活免疫细胞，使其识别并杀伤肿瘤细胞，能有效抑制肝癌发展。其中，免疫检查点抑制剂在肝癌治疗中取得了突破性进展。免疫检查点是由免疫细胞表达并调节免疫功能的分子，异常表达会影响肿瘤的发生、发展，而免疫检查点抑制剂正是通过抑制免疫检查点，恢复或增强免疫细胞对肿瘤的杀伤能力，起到治疗肿瘤的目的。目前被批准用于治疗肝癌的免疫治疗药物包括阿替利珠单抗、信迪利单抗、卡瑞丽珠单抗、帕博利珠单抗及替雷利珠单抗。以上免疫治疗药物均为免疫检查点抑制剂。

肝癌的免疫治疗有哪些不良反应?

近年来,以程序性死亡受体 1 (PD-1)抗体、程序性死亡受体配体 1(PD-L1)抗体和细胞毒性 T 淋巴细胞相关抗原 4(CTLA-4)抗体为代表的免疫检查点抑制剂在肝癌的临床治疗中取得了突破性的进展,但免疫检查点抑制剂在激活机体免疫功能的同时,常伴随免疫相关不良反应。

肝癌患者发生免疫相关不良反应的最常见器官或系统包括皮肤(皮疹、丘疹等)、结肠、肝脏和内分泌系统(甲状腺功能异常、垂体炎、原发性肾上腺功能减退、高钙血症和甲状旁腺功能减退等)、其他相对少见但会威胁患者生命的免疫相关不良反应包括间质性肺炎和免疫

性心肌炎。

肝癌与其他恶性肿瘤相比,行免疫检查点抑制剂治疗后免疫相关不良反应发生率相似,但肝脏毒性损伤发生率有升高趋势。与传统治疗方式引起的直接性肝损伤或经特异性药物治疗引起的肝损伤不同,免疫介导的肝脏毒性损伤为间接性肝损伤,主要由机体免疫反应增强所致。通常无特殊临床表现或症状,也可伴随其他消化道症状,如纳差、乏力等,实验室检查主要表现为转氨酶的升高,伴或不伴胆红素的升高。预后总体较好,患者较少发生肝功能衰竭或死亡,通常治疗 1 ～ 3 个月患者肝功能就可恢复至治疗前水平。

13

肝癌在什么情况下可以采用靶向和免疫结合治疗?

肝癌的靶向和免疫结合治疗多用于不适合手术或介入治疗的中晚期肝癌患者，这类患者多合并大血管侵犯及肝外转移，同时患者肝功能储备良好，体力状况基本正常。目前，阿替利珠＋贝伐珠单抗、信迪利单抗＋贝伐珠单抗及曲美木单抗＋度伐利尤单抗已被批准用于晚期肝癌的一线治疗，有效率可以达到 20% ～ 30%。

三、肝癌

14 肝癌靶向和免疫结合治疗需要注意哪些不良反应和并发症？

肝癌患者接受靶向和免疫结合治疗时，不良反应通常会叠加，如肝功能异常、甲状腺功能异常、血小板下降等，不良反应可能比单用靶向或免疫药物更严重。有时还需要鉴别到底是哪种药物引起的不良反应，患者无法弄清楚的时候，一定要及时求助自己的主治医生。

15 肝癌在什么情况下可以采用 TACE 联合靶向和免疫治疗？

对于不适合进行外科手术治疗的中期肝癌患者，在 TACE 治疗的过程中出现 TACE 抵抗或 TACE 治疗失败时，可考虑采用 TACE 联合靶向和免疫治疗；对于肿瘤负荷大、合并大血管侵犯或肝外转移的晚期肝癌患者，在肝功能储备良好、体力状态正常时，接受 TACE 治疗的同时可联合靶向和免疫治疗。

16

肝癌采用 TACE 联合靶向和免疫治疗需要注意哪些不良反应？

三种治疗方案的联合会带来不良反应的叠加，为减少不良反应的发生需要进行如下操作。首先，需要做好术前评估；其次，患者接受 TACE 治疗之后，需要根据患者具体的临床症状、生化指标等决定何时联合靶向和免疫治疗；最后，在患者联合靶向和免疫治疗的过程中，注意监测患者血常规、肝功能、甲状腺功能及心肌酶谱等实验室指标。

四、其他肿瘤

胃癌在什么情况下可以介入治疗？

近年来，胃癌的发病率呈上升趋势，严重影响人民的健康。外科手术是胃癌的主要治疗方法，但与此同时也强调综合治疗。介入治疗便是综合治疗的一种，主要在以下几种情况中发挥作用。

（1）高龄：一般状况差的中晚期胃癌患者，难以接受常规剂量的静脉化疗，可采用动脉灌注化疗的介入方法，所使用的化疗药物剂量仅为常规剂量的1/3。

（2）作为新辅助化疗的一种：对于部分暂时不能行外科手术的患者，可以采用动脉灌注化疗的方法，达到降期后行外科手术的目的。

（3）肿瘤破溃出血，危及生命的患者：可通过胃左动脉栓塞术控制出血，一定程度上能延长患者的生存期。

（4）胃癌导致进食困难者：可以进行空肠营养置入，进行肠内营养来延长患者的生存期。

四、其他肿瘤

2 胃癌介入治疗后需要注意哪些不良反应和并发症?

　　胃癌介入治疗的不良反应和并发症主要与化疗药物有关，常见的有恶心、呕吐、食欲不振、白细胞／血小板下降等。但由于在胃左动脉等插管灌注甚至栓塞的过程中，可能会出现血管痉挛、血栓栓塞等，偶尔会引起胃肠道的缺血坏死。一旦出现难以忍受的疼痛、发热等，要警惕胃穿孔，须及时就诊。

3

胰腺癌在什么情况下可以介入治疗?

胰腺癌是一种恶性程度极高的肿瘤，外科手术创伤大、并发症多、生存获益并不明显。以微创为特色的介入治疗反而能发挥重要作用，目前所用的技术主要是碘-125粒子植入。在CT引导下采用经皮穿刺的方法，将直径0.8 mm的放射性粒子埋在胰腺肿瘤中，让有放疗作用的射线在肿瘤局部长期发挥作用。大部分患者可以获得肿瘤缩小、疼痛缓解的疗效。

此外，还可以用纳米刀消融（也称不可逆电穿孔）治疗胰腺癌，但目前尚未普及。当胰腺癌进展，压迫胆总管造成梗阻性黄疸时，还可采取胆管引流、胆管支架植入等介入方法进行治疗。

胰腺癌介入治疗后需要注意哪些不良反应和并发症?

胰腺癌患者接受碘 -125 粒子植入后，应注意以下两件事：① 穿刺相关并发症。主要出现在术后早期，包括消化道穿孔、血管损伤、出血、血肿等，可表现为腹痛、便血、呕血等。发生概率很低，但后果严重。因此，术后早期一旦出现上述不适需要尽快告诉护士和医生。② 电离辐射相关注意事项。患者体外 1～2 m 内存在低能量的电离辐射，因此要用铅防护服遮挡患者上腹部，特别是周围有小孩和孕妇的时候。

5 肠癌在什么情况下可以介入治疗?

　　和胃癌类似的部分肠癌患者也可采用动脉灌注化疗的介入治疗。① 作为静脉化疗的一种替代疗法，动脉灌注化疗所使用的化疗药物剂量低，特别适用于高龄、基础状态差的患者。② 作为外科手术前的新辅助化疗，动脉灌注化疗可使部分患者分期降低，从而获得手术机会。③ 对于晚期患者，如病灶破溃出血，可采取选择性栓塞的方法，一定程度上能为患者再争取一段时间。

　　此外，当病灶堵塞肠管，发生肠梗阻时，也可采用肠道支架植入术。这也是介入治疗的有力"武器"。

与胃癌的动脉灌注化疗类似，肠癌的动脉灌注化疗的不良反应也包括两个方面。① 化疗药物相关的并发症，主要包括恶心、呕吐、食欲不振、白细胞／血小板下降等。② 部分效果较好的患者，随着肿瘤的缩小，会发生破溃，从而引发肠穿孔，此时，应立刻进行外科手术。

7 宫颈癌、卵巢癌在什么情况下可以介入治疗？

宫颈癌、卵巢癌是常见的妇科肿瘤。尽管放疗、靶向治疗、免疫治疗等进展很快，但介入治疗仍发挥着重要作用。由于介入治疗可将化疗药物通过子宫动脉精准地灌注到肿瘤局部，所以可以起到较静脉化疗更好的效果。通常采取的方法是动脉化疗栓塞，在局部化疗的同时阻断肿瘤血供，从而达到更好的效果。

当宫颈癌伴发出血，或放疗后大出血时，应采取子宫动脉栓塞的急诊介入治疗，可以达到很好的止血效果，为患者争取更长的生存期。

对于失去外科手术机会的晚期卵巢癌患者，可采用碘-125 粒子植入治疗，该方法能姑息性地使肿瘤缩小。

随着宫颈癌的进展，会堵塞输尿管，导致肾积水，这是晚期宫颈癌的主要并发症之一。这种情况下可采用经皮肾造瘘进行治疗，包括外引流、双 J 管植入等多种形式。

宫颈癌、卵巢癌介入治疗后需要注意哪些不良反应和并发症？

这里重点介绍子宫动脉化疗栓塞术的不良反应。① 化疗药物相关的并发症，如恶心、呕吐、食欲不振、白细胞／血小板下降等。② 栓塞相关的并发症，如感染、膀胱阴道瘘等。③ 血管介入的常规并发症，如穿刺点出血、血肿、造影剂过敏、肾功能损伤、下肢深静脉血栓等。

一般情况下上述不良反应都比较轻微，多呈一过性。少部分严重者可称为并发症，但一定程度上与肿瘤本身有关，如膀胱阴道瘘。

肾癌在什么情况下可以介入治疗?

目前，经动脉途径行肾癌供血动脉栓塞已成为治疗肾癌的新方法，具有损伤小、恢复快、疗效确切、费用低等优点。其适应证如下。

（1）肾癌晚期伴转移、已不适合进行外科手术治疗的患者：经介入栓塞可抑制肿瘤生长，达到肿瘤降期及控制肿瘤增长的目的。

（2）体质较差、不能耐受外科手术或不愿意进行外科手术者：介入栓塞为其首选治疗方法。

（3）术后和放化疗后复发者：经介入栓塞治疗，可预防肿瘤生长和复发。

（4）肾癌伴出血者：可行介入止血治疗。

（5）肾癌切除术前行介入栓塞治疗可降低术中出血及邻近组织粘连，使手术更加顺利。

（6）靶向药物＋PD-1抑制剂可提高疗效者。

小肾癌行介入栓塞治疗可达到外科手术同样的疗效。介入栓塞因其创伤小、疗效高的优点，目前已广泛应用于临床中。

此外，经皮穿刺消融（微波消融、射频消融、冷冻消融）治疗作为一种根治方式，适用于无法耐受或不愿意接受外科手术治疗的患者。

10

肾癌介入治疗后需要注意哪些不良反应和并发症？

肾癌介入治疗后会出现发热、血尿、腰痛、肿瘤复发等并发症。① 发热主要是由于动脉化疗栓塞或消融术后肿瘤及周围组织坏死引起的炎性反应，可通过退热等对症治疗得到控制及逐步缓解。② 血尿通常是无痛性血尿，肉眼可见，主要是由于栓塞或消融术后肾癌及周围组织坏死引起一过性的出血。③ 腰痛主要是由于肾癌行动脉化疗栓塞或经皮穿刺消融后肿瘤坏死及部分正常肾组织坏死引起的刺激性疼痛，大多数情况下疼痛症状可逐步改善，少数情况需要使用镇痛药物进行疼痛的管理。

11

胆管癌在什么情况下可以介入治疗？

介入治疗在胆管癌治疗中发挥着重要作用。对于肝内胆管细胞癌患者，经皮穿刺消融（微波消融、射频消融）治疗作为一种根治方法，适用于无法耐受或不愿意接受外科手术治疗的患者；而经导管动脉化疗栓塞术作为一种姑息性治疗方法，适用于肝内胆管细胞癌的姑息性治疗，尤其是联合全身系统治疗（免疫、靶向、化疗等）可取得不错的疗效。其他用于肝内胆管细胞癌的介入治疗包括碘 -125 粒子植入等。对于肝门部或胆总管胆管癌，当产生梗阻性黄疸症状后，可行经皮肝穿刺胆管引流术、经皮肝穿刺胆管（粒子）支架植入术等方式引流胆汁，从而减轻梗阻性黄疸症状，改善患者预后。

四、其他肿瘤

12 胆管癌介入治疗后需要注意哪些不良反应和并发症？

　　对于经血管途径进行化疗栓塞治疗的胆管癌患者，其主要的治疗后不良反应和并发症与 TACE 治疗肝癌类似。对于经皮穿刺（消融、经皮肝穿刺胆管引流术、经皮肝穿刺胆管支架植入术）这一类介入治疗，其主要不良反应和并发症如下。

　　（1）出血：术中穿刺过程中，穿刺针对损伤肝内血管导致出血。

　　（2）胆道感染：特别是经皮肝穿刺胆管引流术后，因肠道正常菌群迁移至胆管内引起胆道感染，甚至菌血症或败血症，采取抗感染、对症治疗即可。

　　（3）动静脉瘘：穿刺过程中可能会穿刺到动静脉，发现后可行肝动脉栓塞术治疗动静脉瘘。

　　（4）胆汁性腹膜炎：胆汁从引流管与胆管之间的缝隙渗出流入腹腔，导致胆汁性腹膜炎发生，此时更换大一号引流管即可解决。

13 膀胱癌在什么情况下可以介入治疗？

膀胱癌介入治疗主要包括经动脉（化疗）栓塞术，其治疗适应证主要包括：

（1）准备手术切除者：手术切除术前均可进行术前栓塞，从而减少手术中的出血。

（2）外科手术不能切除或拒绝接受手术切除者。

（3）手术后膀胱癌复发者。

（4）膀胱癌并发不可控制出血者：可进行介入栓塞止血。

14 膀胱癌介入治疗后需要注意哪些不良反应和并发症?

　　膀胱癌介入治疗后需要注意血尿、胃肠道反应、膀胱痉挛、膀胱坏死、异位栓塞引起的其他重要脏器或组织缺血坏死等不良反应和并发症。

头颈部肿瘤可以介入治疗吗？

　　头颈部肿瘤包括颈部肿瘤、耳鼻喉科肿瘤及口腔颌面部肿瘤三大部分，比如我们熟知的甲状腺癌、鼻咽癌、喉癌及各种口腔癌，发病率约为 15/10 万，除了甲状腺癌女性多于男性，其余都以男性多见。

　　早期头颈部肿瘤可以采取手术切除的方式进行治疗，对于一些无法手术切除的患者，大多会选择放化疗。但是，放化疗的副作用是显而易见的，长期放疗会造成皮肤、黏膜的损伤，化疗会引起恶心、呕吐、食欲不振甚至脱发等，严重影响患者的生活质量。

　　那么，哪些头颈部肿瘤可以介入治疗呢？这需要从介入治疗的手段和目的来进行区分。

　　（1）动脉栓塞：如果肿瘤体积大、血供丰富，直接手术切除出血风险大，可以通过介入动脉栓塞的方法，堵住肿瘤的供血动脉，降低手术风险。还有肿瘤侵犯血管引起的出血，如鼻咽癌引起的鼻出血，也可以通过介入动脉栓塞的方法来控制出血。

　　（2）肿瘤消融：对于一些甲状腺癌，进行射频或微波消融，可以短时间内杀灭肿瘤细胞。消融治疗具有创伤比较小、不留瘢痕、恢复快等优点。

（3）放射性粒子植入：对于一些放化疗效果差的晚期肿瘤，可以采用碘-125粒子植入的方式。碘-125粒子包裹于宽约1 mm、长4 mm的金属壳里，通过穿刺植入肿瘤病灶内部，释放γ射线，对肿瘤细胞造成杀伤，可以达到缩小肿瘤的目的。

我国是世界上食管癌高发地区之一，食管癌是我国常见的一种恶性肿瘤，其中以河南、河北、山西三省交界地区的发病率最高。食管癌的典型症状是进行性吞咽困难，初期进食米饭有哽噎感，进而是半流质，最后连水都无法下咽，十分痛苦。早期食管癌可以采取手术切除的方式进行治疗，对于无法手术切除的中晚期食管癌，往往只能采取放化疗的方式，但对于无法进食的患者，放化疗通常无法快速解决进食的问题。这种情况能否通过介入治疗来解决呢？

答案是肯定的。针对食管癌导致的食管梗阻严重的情况，大致有三种介入治疗方法。

（1）食管支架植入：通俗地讲，食管支架植入就是在食管梗阻部位植入一枚金属支架，通过金属支架的自我膨胀性能，将肿瘤往外挤压，撑出一条通道来，从而解决食物难以通过的问题。如果在金属支架上装载碘-125粒子，那么在改善食管狭窄的同时，还能对肿瘤进行内照射治疗，延长金属支架的通畅时间。

（2）胃造瘘：顾名思义，胃造瘘就是通过介入穿刺胃腔的方法，将一根造瘘管插入胃腔，通过这根造瘘管注入流质，为机体提供营养。

16

食管癌在什么情况下可以介入治疗？

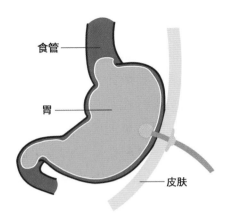

食管

胃

皮肤

胃造瘘示意图

其缺点是患者无法经口进食。

（3）空肠营养管：通过鼻腔、食管、胃，将一根长约1.2 m的营养管插入患者的空肠内，经鼻饲注入流质，营养物质直接在空肠内吸收。这种方式也解决不了经口进食的问题，还对脸部外观有影响，患者会有一定的心理压力。

综上所述，对于食管梗阻的食管癌患者，可以根据具体病情和患者的需求选择合适的介入治疗方法。

前列腺癌的介入治疗方式主要有超选择性前列腺动脉灌注化疗栓塞和经皮穿刺前列腺放射性粒子植入治疗。早期前列腺癌可采取根治性前列腺切除术，中晚期前列腺癌目前多行内分泌治疗和手术去势相结合治疗。但相当一部分患者治疗后临床症状的改善和预后均不理想，可结合双侧前列腺供血动脉灌注栓塞治疗，阻断前列腺的主要血供，栓塞造成的直接缺血使前列腺短期内体积明显缩小，可短期内明显改善晚期前列腺癌患者的排尿困难症状，增强对前列腺癌的杀伤作用。通过灌注可增加局部组织化疗药物浓度，降低化疗药物的不良反应，而且操作方法简单、损伤小，可减轻患者的痛苦，尤其对雄激素非依赖性前列腺癌患者和内分泌治疗无效的患者更具有治疗意义。

放射性粒子植入治疗肿瘤已有 100 多年历史，因其创伤小、住院时间短、疗效确切、并发症少，在欧美国家广泛应用，已经成为早期前列腺癌首选治疗手段，并写入美国国立综合癌症网络指南中。同时，骨转移患者也可在转移灶植入粒子以减轻疼痛、延缓转移灶的进展。放射性粒子植入治疗的原理是

17

前列腺癌在什么情况下可以介入治疗？

通过放射性粒子发出的γ射线直接杀伤肿瘤细胞。放射性粒子植入治疗肿瘤时，虽然粒子发射的射线能量相对较小，但能持续地对肿瘤细胞起作用，因此能不断地杀伤肿瘤细胞，经过足够的剂量和半衰期，能够使肿瘤细胞失去增殖能力，从而达到杀伤肿瘤细胞的治疗效果。

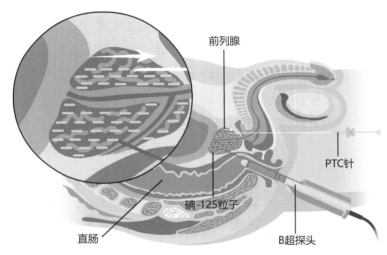

前列腺癌放射性粒子植入示意图

18 骨转移癌在什么情况下可以介入治疗?

　　骨转移癌的介入治疗方式主要是经皮椎体成形术，其适用于承重骨溶性转移癌及非承重骨伴有疼痛的转移癌。换句话说，只要有疼痛的骨转移癌都可采用这种治疗方式。如果患者有严重的心、肺、肝功能不全，严重的凝血功能障碍、恶液质，已发生 2 个月以上不可逆的完全性脊髓神

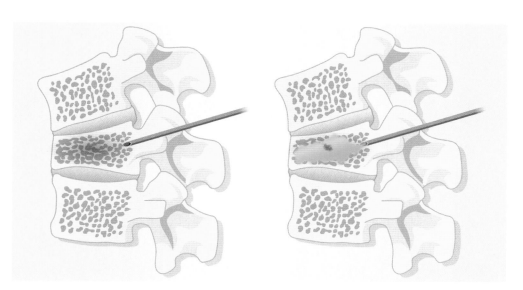

经皮椎体成形术示意图

经损伤，严重衰竭，预期寿命小于 3 个月，长骨病理性骨折发生错位等，不适合介入治疗。此外，对于不适合行经皮椎体成形术的骨转移癌患者，可通过姑息性的动脉化疗栓塞达到控制病灶增长的目的；对于拟接受外科手术治疗的骨转移癌患者，可行术前动脉栓塞来减少外科手术中的出血量。